美国心理学会情绪管理自助读物

成长中的心灵需要关怀 · 属于孩子的**心理自助读物**

停不下来，
怎么办？

学会控制**强迫行为**，克服**恐惧**与**焦虑**

Ten Turtles on Tuesday

A Story for Children About Obsessive-Compulsive Disorder

（美）埃伦·弗拉纳根·伯恩斯（Ellen Flanagan Burns） 著

（美）苏·科内利森（Sue Cornelison） 绘

撒 爽 译

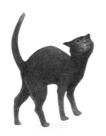

U0301642

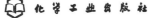

全国百佳图书出版单位

化学工业出版社

·北京·

献给我的兄弟——埃德。

——埃伦·弗拉纳根·伯恩斯

Ten Turtles on Tuesday:A Story for Children About Obsessive-Compulsive Disorder，by Ellen Flanagan Burns，illustrated by Sue Cornelison

ISBN 978-1-4338-1643-7

Copyright © 2014 by Magination Press，an imprint of the American Psychological Association. Illustrations Copyright © 2014 by Sue Cornelison.

This Work was originally published in English under the title of: *Ten Turtles on Tuesday:A Story for Children About Obsessive-Compulsive Disorder* as a publcation of the American Psychologial Association in the United States of America. Copyright © 2014 by the American Psychological Association(APA).The Work has been translated and republished in the **Simplified Chinese** language by permission of the APA. This translation cannot be republished or reproduced by any third party in any form without express written permission of the APA. No part of this publication may be reproduced or distributed in any form or by any means or stored in any database or retrieval system without prior permission of the APA.

本书中文简体字版由 American Psychological Association 授权化学工业出版社独家出版发行。

本书仅限在中国内地（大陆）销售，不得销往中国香港、澳门和台湾地区。未经许可，不得以任何方式复制或抄袭本书的任何部分，违者必究。

北京市版权局著作权合同登记号：01-2022-4943

图书在版编目（CIP）数据

停不下来，怎么办？：学会控制强迫行为，克服恐惧与焦虑/（美）埃伦·弗拉纳根·伯恩斯（Ellen Flanagan Burns）著；（美）苏·科内利森（Sue Cornelison）绘；撒爽译. —北京：化学工业出版社，2022.12

（美国心理学会情绪管理自助读物）

书名原文：Ten Turtles on Tuesday：A Story for Children About Obsessive-Compulsive Disorder

ISBN 978-7-122-42238-5

Ⅰ.①停… Ⅱ.①埃… ②苏… ③撒… Ⅲ.①强迫症-治疗-儿童读物 Ⅳ.① R749.990.5-49

中国版本图书馆CIP数据核字（2022）第177310号

责任编辑：战河红　肖志明　　　　　　装帧设计：江晶洋
责任校对：边　涛

出版发行：化学工业出版社（北京市东城区青年湖南街13号　邮政编码100011）
印　　装：中煤（北京）印务有限公司
710mm×1000mm 1/16　印张5½　字数40千字　2023年4月北京第1版第1次印刷

购书咨询：010-64518888　　　　　　售后服务：010-64518899
网　　址：http://www.cip.com.cn
凡购买本书，如有缺损量问题，本社销售中心负责调换。

定　　价：35.00元　　　　　　　　　　版权所有　违者必究

致亲爱的读者

你是否发现自己不得不反复做某件事？也许你反复地计数，也许你反复地洗手，或者反复检查某事以确保它是对的。也许你反复洗涤，或者让身体重复着某个特定动作以消除焦虑。也许你重复做着以上的这些事情，或者一些完全不同的事情。

在本书中，你将认识一个名叫莎拉的女孩。莎拉发现自己不得不一遍又一遍地数数，否则就会有坏事发生，比如她的妈妈可能会死。这一切让莎拉不堪重负！数数会让莎拉安心，但效果并不长久，最终只会让她更难受。

莎拉患有强迫性神经官能症，简称强迫症。许多人都患有强迫症。如果你也是强迫症患者中的一员，那么你可以做点什么来战胜它。

强迫性思维是指反复侵入患者生活的令人不安的想法。这些想法来源于我们的恐惧，并让我们感到一种无边的危机感。譬如莎拉担心她的妈妈会遭遇不幸。强迫性思维通常是患者害怕自己或者所爱之人会有不好的事情发生。

强迫行为则是指我们重复进行的以消除焦虑的行为，比如莎拉，她将开关门这个动作反复做数次才会安心。实际上，强迫行为一开始让患者感到安心，但反复多次后却成为了他们的负担。患者采取这些行为的冲动非常强烈。事实上，大多数人时不时都会重复完成特定的行为，但是当这些行为干扰了我们的生活并使我们感到焦虑时，我们就应当采取行动了。

如果你屈服于你的冲动，你将在强迫性思维和强迫行为上花费过多的精力，而它们将更加强大，恶性循环。如果将强迫性思维想象成花园里的杂草，那么强迫行为就是滋养它们的水分。你可以选择顺从于你的思维，也可以等着它消失。

　　你需要极大的勇气抵抗住自己的冲动直至它消失。起初，你会感到焦虑，也许是非常严重的焦虑。你的心脏可能会怦怦直跳。你可能会发抖，也可能会出汗，还可能会生气和烦躁。但是，如果你只是去感受这些情绪但什么也不做的话，它们就会自行消失，就像海浪涌上沙滩又徐徐退去。不知不觉间，你会发现自己在对抗冲动这一事上越来越驾轻就熟。

　　有些人会认为强迫症和担忧差不多。然而，事实并非如此。担忧是什么？担忧像是"如果我不够好，无法组建团队怎么办？"或者"没人和我一起吃午餐怎么办？"这样的顾虑忽焉而去，倏然而来。但对于强迫症患者而言，那些相同的令人沮丧的想法周而复始，反反复复。

　　你也许会好奇我怎么知道这么多。当我还是个小女孩的时候，我也曾和强迫症作过激烈的斗争。我还记得，有一天我下定决心战胜自己的冲动，不再向它屈服。我说："真是够了！"最终，我退出了这个名为强迫症的比赛。当然，这些冲动会时不时地卷土重来。对抗这些冲动是很困难的，不过我知道，只要我置之不理，它们终将消失。果然，这些烦人的家伙们走了！

　　和你的强迫症挥手告别，你准备好了吗？你一定能够成功。我会一直支持你。

你的朋友
埃伦

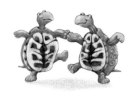

目 录

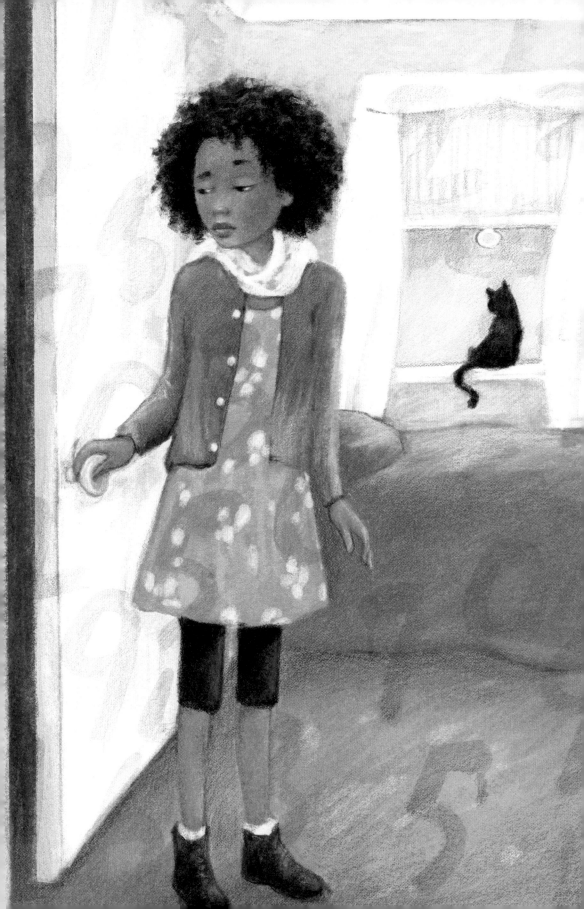

第一章

莎 拉

亲爱的日记：

　　我们就快到野生世界了。我们刚刚经过了右边的旧加油站还有红绿屋顶的小商店。我一路都在数数：我们有 5 个人，我在腿上敲了 5 下，2 个孩子在洒水器附近做游戏，6 辆汽车停在路边。和以前比，我似乎数得更多了。我根本停不下来。我看得出来，除了我，车里的其他人都没有数这些乱七八糟的东西。他们或是唱歌，或是琢磨自己感兴趣的任何问题。妈妈跟着音乐的节拍敲打方向盘。她这样做不过是为了好玩，而不是必须这么做。我真希望我也能像她一样无忧无虑。

　　有时候我问妈妈是否注意到街区上有多少栋房子，或者人行道上有多少人，但她从来没有注意过。我知道这样**很奇怪**，于是我只能悄悄地数数……

"我们走吧，莎拉！"妈妈再次催我，这次声音更大了。一如既往，我们又迟到了，这次依然是因为我。"马上就来！"我喊道。我不想让她等得太久，但我必须确保衣柜门关得恰到好处。所以我再次打开衣柜门又关上，再打开又关上。

我的猫咪——吉儿——坐在窗前，悠闲地看着一群蓝冠鸦围着喂鸟器打转。蟋蟀在草丛中唧唧地叫。黄色的郁金香在花园中盛开。那是一个不用上学的温暖春日，我和我最好的朋友凯琳、我的弟弟汤米以及他的朋友一起前往游乐园"野生世界"。

我再次打开衣柜门并低声对自己说："再来两次。"然后我关上门，又打开，再次关上。

我和凯琳是七年前认识的，当时她和家人从芝加哥搬到了街对面的房子里。那一年我们五岁，但这一切感觉就像发生在昨天。我和爸爸坐在院子里，看着搬运工卸下凯琳家的东西：桌子、沙发、行李箱、自行车。工人们来来回回地搬运着家具，像一条流淌不息的小河，似乎永不停歇。我希望有个新朋友搬进来，一个和我同龄的女孩。不久后，凯琳和她妈妈带着一只长着棕色和白色绒毛的小狗走了过来。

"汪汪！"小狗快速地摇着尾巴，好像是在挥手打招呼。

"它叫波比。"凯琳说，"它不会咬你的。"

波比舔了舔我的脸颊。我立刻就喜欢上了我的新朋友。

"莎拉！"妈妈又唤了我一次。她已经失去耐心了。

这时我的弟弟汤米叫道："快点儿，姐姐！"他跑上楼梯，猛敲我卧室的门。他们都急着去游乐园。我也是。我的压力越来越大，像一个快要爆炸的气球。这都怪我。但更糟糕的是，他们打断了我，我不得不重新开始。

"马上就好！"我大声说道。我又打开了衣柜门，再关上，然后又打开。

我听到妈妈在给凯琳的妈妈打电话："对不起，我们要迟到了。我们不会耽误太久。"大家都在等我，这让我觉得羞愧。我为什么要这么做？为什么这种情况总是一次又一次地发生？

"我来了！"我喊道，我最后一次关上了衣柜门。终于，一切都完美了！我自由了！我终于解脱了！我急忙穿上运动鞋，抓起背包。我用眼角偷偷地瞄了一眼妈妈，她交叉着双臂。她看起来很生气。我不想让她生气。我之前听说有人气得心脏病发作，当场就死了。我不希望这种事发生在妈妈身上。

　　"对不起，妈妈，我在打扫房间。"我说谎了，但如果我告诉妈妈我实际做的事儿，她会更生气的，不是吗？

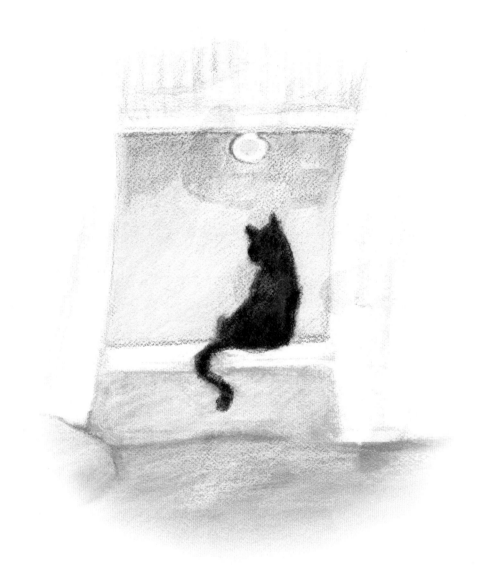

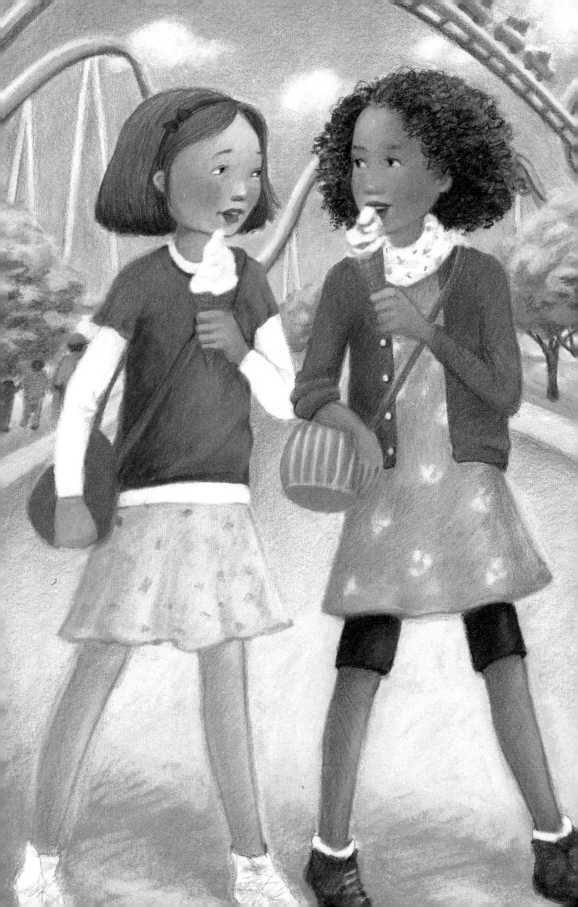

第二章

野生世界

亲爱的日记：

　　我快**尴尬死了**。今天，我在野生世界的时候非常担心妈妈，我不得不离开队伍去看她。凯琳可能会觉得我太奇怪了。

　　我想告诉凯琳我为什么这么做，但这可能没有任何意义，不是吗？我不知道为什么我这么担心这件事。我希望我能像其他人一样享受摩天轮和冰激凌。

"哇！快看，那是新的过山车！"当我们开车进入野生世界的停车场时，凯琳指着它说。巨蟒过山车冲上云霄，绕着游乐园盘旋一圈，像极了一条缠绕着猎物的巨大蟒蛇。

"太棒了！"汤米喊道。我们互相击掌欢呼。

妈妈在我们身后喊道："你们不要单独行动，十二点半前回到这里，我们一起吃午饭！"妈妈带了一个冷藏箱，里面装满了全麦火鸡芝士三明治、泡菜、薯条和粉红色的柠檬水。妈妈把包放在野餐桌上，开始专心阅读推理小说。她最大的爱好之一就是读书。

我和凯琳尽情享受在游乐园里漫步的时光。空气中弥漫着黄油爆米花的香味。这里有太多的事情可以去做：水滑梯在右边，碰碰车在左边，碰碰车的后面是跳楼机，远处还有一艘海盗船。

我们先去坐了太空穿梭机（迷你轨道车）。小车快速地转圈、前进、后退，喇叭里还大声播放着迈克尔·杰克逊的《满足为止》。

太空穿梭机旁边有一座小木屋，屋顶像极了一个螺旋冰激凌。这是一个怀旧风的冰激凌小店。这里还售卖粉色和蓝色的棉花糖以及甜筒冰激凌。

总共有9个人，有6个人在排队取甜筒，3个人在柜台后面工作。

然后，又来了 3 个人排队，现在总共有 12 个人了。

我们还乘坐了旋转蜘蛛，它看起来就像一只真正的蜘蛛，非常吓人。蜘蛛的八条腿围着一个圆圈不停地转动，每条腿都拉着一辆旋转的车。

我们准备去玩水滑梯。滑梯上有 8 个孩子，加上 3 个水滑梯，合计 11。我在腿上轻轻敲了 11 次。11 加 11 等于 22。

最终，我们加入了等候玩巨蟒过山车的队伍。就在我们排队的时候，我看到一团乌云飘了过来，这预示着过会儿就要下雨了。我想起了妈妈，我很担心她是否安然无恙。今天早上她在车里过于安静，她可能不太舒服。我在腿上敲了两下。"妈妈生病了可怎么办？"我如此想着。我有一种奇怪的感觉，她一定是生病了。我们前面有 18 个人在排队，而我们后面还有 7 个人。18 加上 7 等于 25，我继续在腿上敲了 25 下，加起来一共是 50。数数通常会让我感觉好些，但它并不能立刻发挥作用。

队伍向前移动了一点。如果暴风雨来了怎么办，每个人都得逃命吧？我以前就听说过这样的事。我想妈妈可能需要帮助。如果她真的需要呢？我必须得在上车之前解决这个问题，否则就会有不好的事情发生。我的想法准没错。我的心里像有 15 只小兔子似的上蹦下跳。过山车有 5 节车厢——1、2、3、4、5——我在腿上敲了5下，5加5等于10。

我没法安心，数数仍然没起作用。我必须见到妈妈，唯一能使我安心的就是立刻见到她。

"帮我占个位置，我马上就回来！"我回过头对凯琳喊道。

"等一下，莎拉！"凯琳追在我身后喊道。

但我压根儿没听进去。我来不及跟她解释了，而且解释可能根本没有意义。我用最快的速度狂奔，在人群中不断穿梭，最终，我回到了坐在野餐桌边的妈妈身边。"妈妈，您还好吗？"我问道。我跑得上气不接下气，身体还微微发抖。

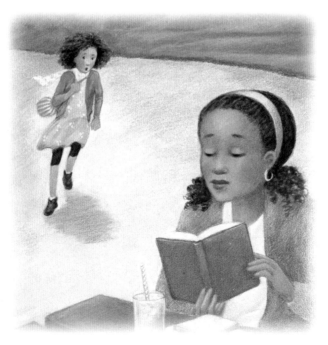

妈妈从书里抬起头来，惊讶道："莎拉？"

"您还好吗？"我再次追问道。

"为什么这么问？宝贝，我很好呀，你没事吧？"

"我很好，我想说的是……哦，没事了。我刚刚有种要出事的奇怪感觉。"妈妈看起来很困惑。我感到如释重负，但同时又觉得自己有点儿蠢。我跑回去找凯琳，应该正好轮到我们坐过山车，我这么想着。

"请不要插队！"工作人员对我说道。

"可是我……"我想解释一下。

"请不要插队！"他又说了一次。

显然我的解释没起到任何作用。我们只好回到队尾重新开始排队。现在我尴尬得恨不得找个地缝钻进去。

凯琳开口问道："刚刚发生了什么？你去哪儿了？"

"我必须去看看我妈妈。"

"发生什么事了？"

"我有点儿担心她，害怕她不舒服什么的。"

"下次我跟你一起去。我们应该像你妈妈说的那样，不能分头行动。"

我赞同她的观点，说："我很抱歉！"

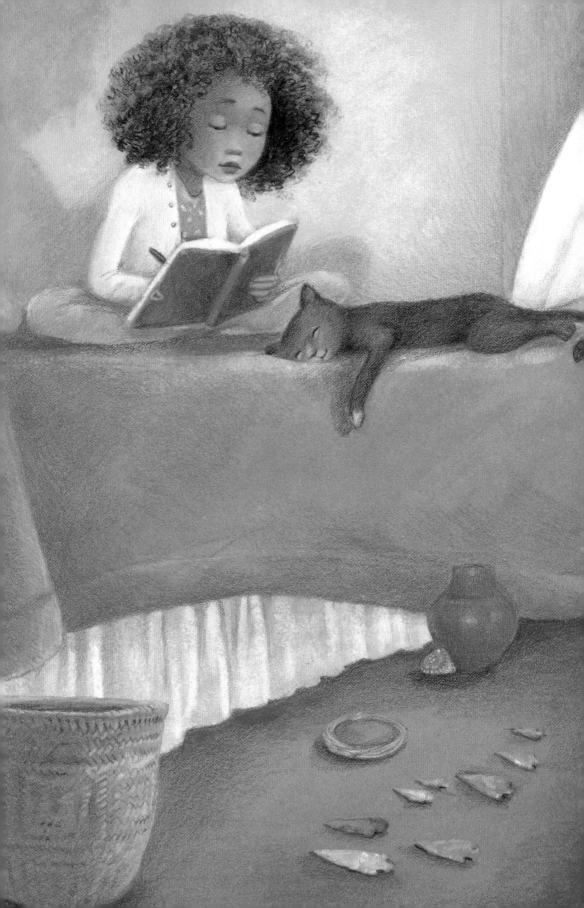

第三章
数 数

亲爱的日记：

　　我受够了！我已经厌倦了什么都要数一数！开关衣柜门10次，一碗麦片嚼12下，从楼梯走到门口用了8步。即使我在学校里，我也要数一数停在路边的公共汽车，在麦克老师的美术课上数她的画笔，或是在教室里数课桌的数量。睡觉之前也同样糟糕。我得一遍又一遍地触摸我的牙刷和其他物品。

　　顺便说一句，麦克老师有36支画笔！数数在短时间内能让我感觉舒服一点儿，但之后我会数更多的东西，我快被它弄疯了！我告诉自己，再数最后一次！之后就再也不这样做了，但是，我失败了。

　　对了，因为数数，我再一次地错过了校车。妈妈很生气，她不得不开车送我去学校。我希望我能停止数数。我真的真的真的希望我能改掉这个毛病。

　　如果我把这件事告诉爸爸妈妈呢？我想知道他们会怎么说。也许这对他们来说无关紧要。他们可能会说："别数了！"但我停不下来。我不知道为什么。我怎么了？我是不是疯了？

我躺在床上，听着瓢泼大雨不停打在屋顶上。"今天是个写作业的好日子。"妈妈边吃早饭边说，"天气预报说还会继续下雨。"我赞同妈妈的观点。我对自己的收藏品——手工艺品——喜爱不已。我打算为每一件作品写一篇说明。

我整理了我收藏的手工艺品，把它们摆放在卧室的地板上，一件一件地欣赏。大多数是我在爸爸的花园里挖出的箭头，以及在我家附近的树林里散步时发现的箭头。我还有一些工具，几件首饰，以及我和爸爸在网上淘来的一个篮子和一些陶器。

我清点了箭头的数量，并抚摸它们光滑的表面。我有8个箭头，我很高兴，因为8是一个偶数。在我数数时，结果必须是偶数，因为奇数让人感觉不对劲，奇数似乎会带来厄运或者不祥。所以，如果我只有3个箭头——一个奇数——我就必须扔掉一个，或者再寻找一个来凑个偶数。或者我会在我的腿上轻拍相同的次数，这会让我感觉更好。比如说。有3个箭头，我在腿上轻拍3下，两者相加等于6，得到一个偶数。

我一边把玩着箭头，一边数数，一遍又一遍地重复着。我一直在想，我只有抓住了正确的感觉，才能继续完成我的作业，否则我的作业就无法顺利完成。

"1、2、3、4……"我进入了一个死循环。

吉儿把头从卧室的门缝里探了进来。我很高兴见到它，也很高兴它打断了我。"今天不适合数数。"我告诉它。我向它解释之前发生了什么。"从楼梯到门口，我不小心走了7步——一个奇数——我不得不再次走回去，走出正确的步数。汤米看到我来回走，他觉得这么做挺有趣的，可他挡住了我。我很生气，我一把推开了他，还骂了他。"

吉儿用它的脑袋蹭着我的手。我继续说道："我曾经花了61秒做了一个三明治——这是一个奇数——所以我必须重做一个！以至于最后我用了一整条面包才得到自己满意的结果。妈妈当时特别好奇面包都去哪儿了。从现在开始，我制作三明治的时候不会再去看表了，吉儿。给你的水碗加水也花了我不少时间！我反复地往碗里添水，又把水全部倒掉，直到它最终变得完美。"

吉儿蜷缩在我身边打盹，并发出了呼噜呼噜的鼾声。我这才意识到自己没有在数箭头了。我感觉好多了。谢谢吉儿给我的帮助。我开始做功课了。希望我在下一次数数之前能完成作业。

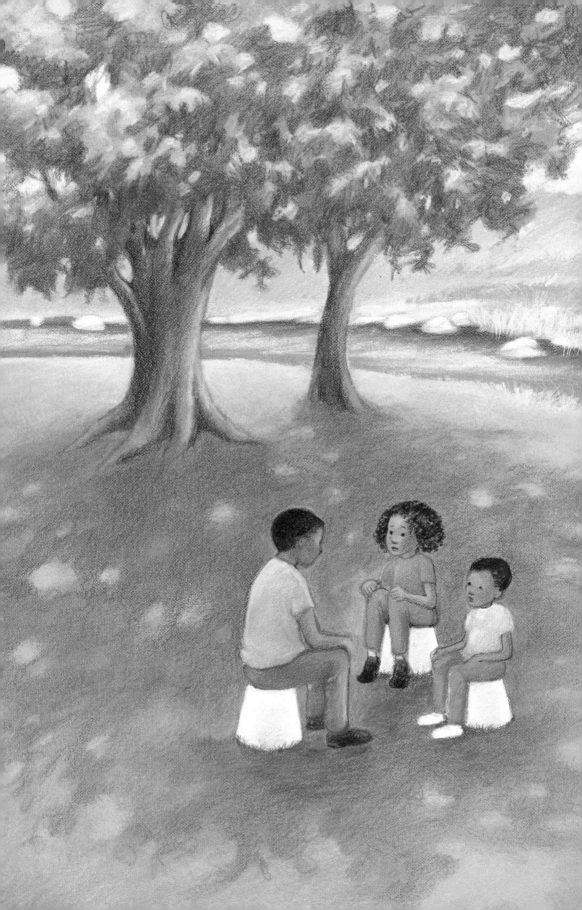

第四章

坐立不安的小鱼

亲爱的日记：

我想停止数数，但如果我真的这么做了，我又担心会有不好的事情发生。所以，为了安全起见，我必须继续数数。就好像一只烦人的蚊子一直在我耳边嗡嗡地叫嚷：

"你最好数数，否则你会后悔的。"

这让我感到紧张。当我数数时，会感觉轻松一点儿，不过只有一会儿。这只烦人的蚊子飞走了，可它总是会飞回来！

"所有的种子都已经种好啦！"爸爸对我和汤米大声说道。爸爸从街头的农民伯伯那里租了一小块地。每年春天我们都在小菜园里种菜。当夏天来临时，我们就能采摘蔬菜了：闪亮的绿色柿子椒、巨大的红色番茄，还有甜玉米。

每周我和汤米都会帮助爸爸浇花、除草。这工作听起来似乎很容易，但事实却截然不同。这可不是个轻松活儿。我们必须走到小溪旁，把水桶装满，然后把水桶挑回来给植物浇水。

今天我们在花园里松土、播种，并第一次让种子们喝饱了水。

"哇！爸爸，您看，一条鱼宝宝！"汤米指着他的水桶中游来游去的小鱼说道。他想把小鱼送回小溪。

我们一起走回小溪边把小鱼放生。"这让我想起了一个故事，关于一只坐立不安的小鱼。"爸爸说，"你们想听吗？"

我们点了点头。这是一个忙里偷闲的好机会，我们的胳膊因为挑水已经酸得抬不起来了。我们把水桶倒扣在地上变成了小板凳并坐在上面。

"从前，有一条快乐的小鱼在大大的鱼缸中游来游去，它游得飞快。它非常喜欢游泳时冰冰凉凉的水拍打在脸上的感觉。它最喜欢的游戏就是在茂密的水草里或在珊瑚后面躲猫猫，当它的朋友们游过它身边时，它便突然游出来扑向它们。一天，它注意到鱼缸顶部有一个开口。'哎呀！如果鱼缸打翻了，我就会掉出来摔死的吧。'它心想。所以，从那以后，它便不再游泳，试图保持鱼缸的稳定。它看着它的朋友们游来游去玩得很开心，但它又不愿加入它们。它感到既害怕又愤怒。"

"这不合理！"汤米说，"鱼是不可能打翻鱼缸的。对吧，爸爸？"

"对呀，这种事情不可能会发生。"

"但如果鱼缸真的翻了呢？安全总比后悔好。"我为小鱼辩解着，"对吧，爸爸？"

"只有在合理的情况下鱼缸才会被打翻。"爸爸说。

"的确，小鱼的恐惧有点儿夸大了。"我承认，

"过一阵子，它可能会意识到自在的游泳不会有任何的危险。"

"于是小鱼又开始游来游去，玩得很开心。"汤米把故事讲完了。

"我喜欢这个结局。"爸爸说。

"待在原地不动能获得片刻的安宁，但这并没有真正起到任何作用，只会让小鱼烦躁不安。"我说。

"这可不是一个好办法。"爸爸同意我的观点。

我想，这和数数是一样的。一开始数数会使我感到轻松，但后来我感觉自己就像那条坐立不安的小鱼。

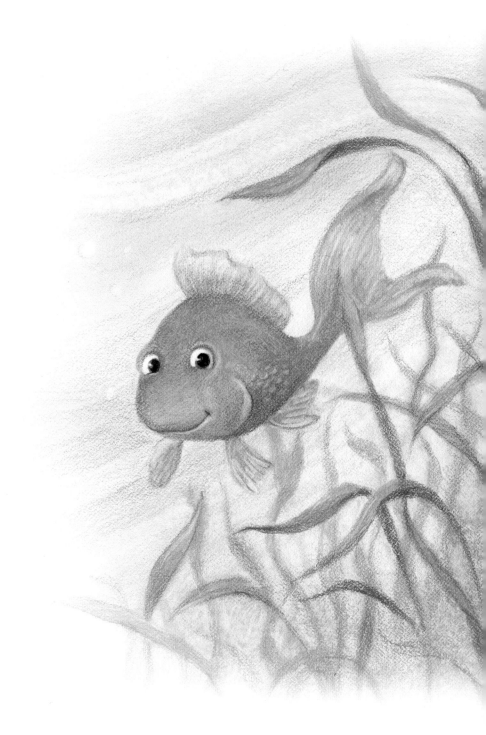

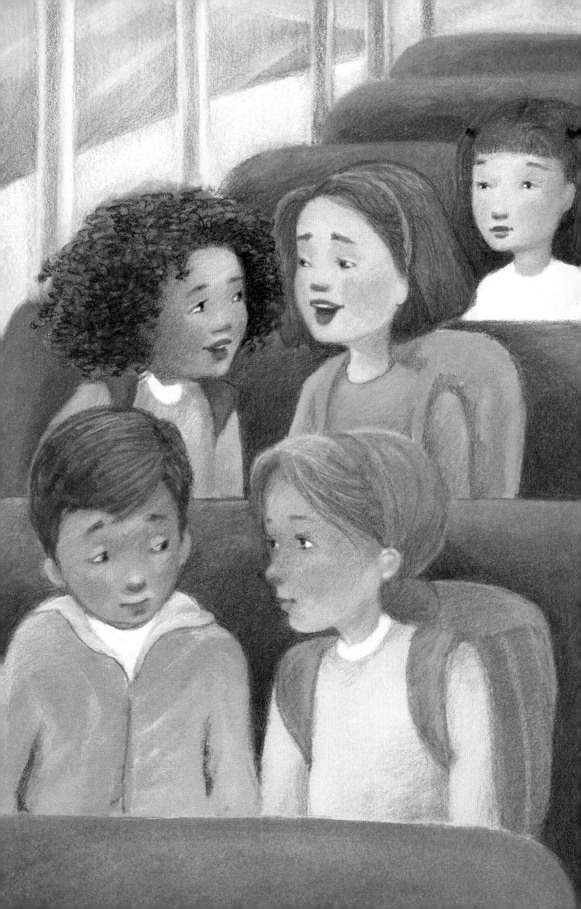

第五章

如果……

亲爱的日记：

　　我希望我能像凯琳那样。她不像我，害怕会发生不好的事。她一定觉得生活无比轻松。而我呢？我的恐惧就像一件厚重的大衣。在我最意想不到的时候突然出现，就像爆米花突然爆裂。比如我们家被一棵大树压倒了怎么办？**砰！**如果爸爸在工作中受伤了怎么办？**砰！砰！**而其中最令我无法忍受的是，如果妈妈生病了怎么办？如果她死了怎么办？真希望是我想的太多了。

每次我赶上校车的时候，我都会和凯琳坐在一起。很多时候我们玩得太开心了以至于我都忘记了数数。

星期一的早上，我和凯琳回味着上周去野生世界的旅行。她喜欢在水滑梯上全身湿透的感觉，喜欢粉色的棉花糖在舌尖上融化。而我则更偏爱令人汗毛倒立的鬼屋，它充斥着令人毛骨悚然的声音和可怕的惊喜。

我们都吃了甜筒冰激凌——我的是香草味加巧克力屑，凯琳选择的是橙子香草味的。我们回忆着那个给我们甜筒的女孩的名字。她的成绩优异，名列前茅。"她的名字是金……金姆！"凯琳说。

"就是这个名字！而且店长也超级棒，还让她给了我们赠品冰激凌。"

而我们最爱的游乐项目就属巨蟒过山车了。"当我们开始俯冲的那一刻，我真觉得自己会吐出来！"凯琳说。

"那你还记得跳楼机吗？你手里的水洒得到处都是。"我问道。

"我们同时惊呼道：'哦，天哪！'"凯琳笑起来。然后她就压低声音问我："那天在巨蟒过山车排队，你离开队伍的时候……我很担心你。我以为你受伤了或者有紧急情况。你为什么离开？你的做法让我有点儿摸不着头脑。"

我的脸颊开始发热。我知道我的解释在她看来可能十分荒诞。

"我脑海中不断浮现出我妈妈的身影。我担心她生病或者发生了什么意外。"

"你怎么会有这样的念头？如果她生病了，她会告诉你的，不是吗？"

"应该是吧。"凯琳说的有道理。但我想解释一下。"还记得去年吉尔的妈妈去世了吗？她不得已放弃了那学期最后的课程。"

凯琳点点头。

"有的时候我担心同样的不幸也会降临在我妈妈身上。你从来就没有过这样的念头吗？"

"当这种念头第一次出现在我的脑海中时，我同样很担心。但老实说我现在不会再有这种想法了。"

我不敢相信，她居然不会有这种担忧。"为什么这么说？"

"嗯，为什么要考虑这么多呢？我想说，我妈妈身体很健康，而且这种事情并不常见。再说了，老是去想这些也于事无补。难道不是吗？"

"那倒也是，什么用都没有。"我说道，我知道凯琳说的很对。"那万一真的发生了呢？"我追问道。

"天哪，那简直太不幸了。但是我想我和我的家人都会在彼此的身边相互扶持，你也会陪我渡过难关，难道不是吗？"

我点点头。

"所以我们最终都会像吉尔一样从悲伤中走出来的。"

这时，我们的校车驶入了学校。

"你也一样。"她补充道。

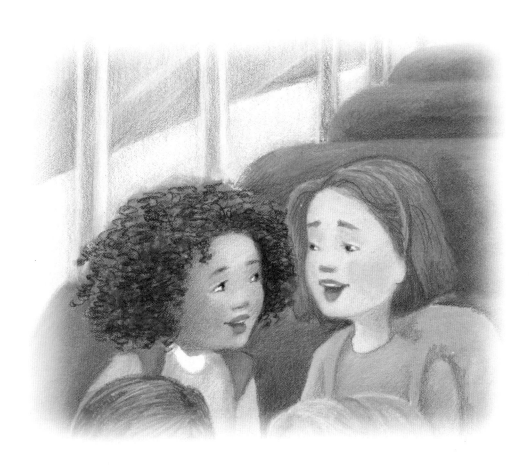

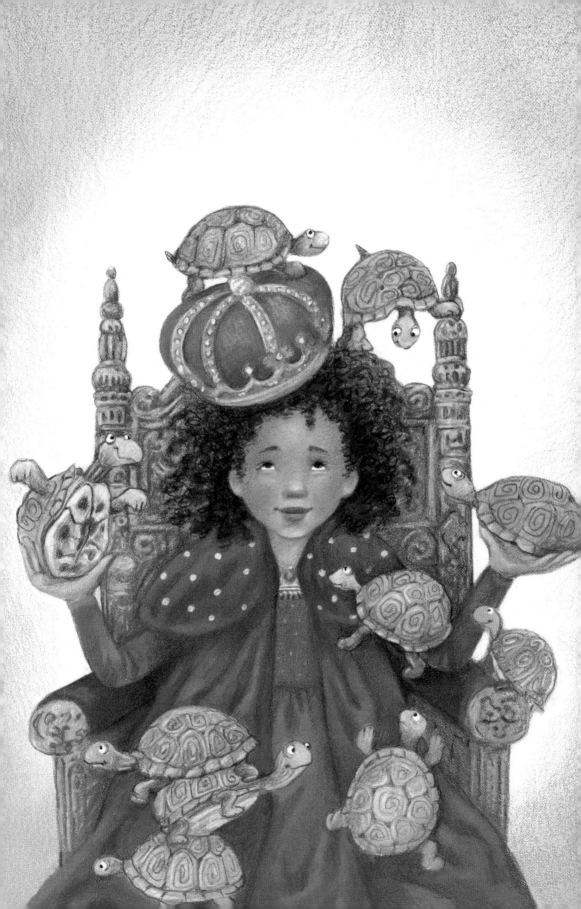

第六章
国 王

亲爱的日记：

我原本担心和爸爸妈妈沟通关于我数数这件事……

我想他们会认为我不正常，或者我哪里不对劲。事实证明，原来我还是能和他们沟通的。我很开心能向他们吐露心声，我相信，爸爸妈妈会帮助我的。

他们告诉我，我无须再数数了，因为无论如何我都会没事的。但**如果**我不数了，可怕的事情发生了怎么办？这让我很害怕。

"咚咚咚……"妈妈走进我的房间和我说晚安。

"我有一个故事。"我对妈妈说。

"可以讲给我听吗?"妈妈说着在我的床边坐了下来。我们喜欢自己编小故事。

"从前有一个国王,他总是担心自己的王国会分崩离析。所以国王制定了一大堆法令来保护自己的王国,比如所有人在周一都要假装成猴子,周二要收集10只乌龟,周三要倒着走路,周四不能踩到荆棘,周五要捉5只萤火虫。"

"这些规定真是奇怪。"妈妈说。

"是的。但国王说那些规定非常重要,所以尽管这些规定不可理喻,但是为了安全起见,人们还是遵守着规定。"

"真是痛苦。"

"就是呢!国王忙于寻找乌龟和制定新的规定,他从来没有任何乐趣。这太浪费时间了。"我解释道。

"哦……如果他将他的顾虑告诉王后怎么样呢?如果他的国家瓦解,我相信王后会帮他重建。"

"或许吧,但国王怕王后不理解他。"

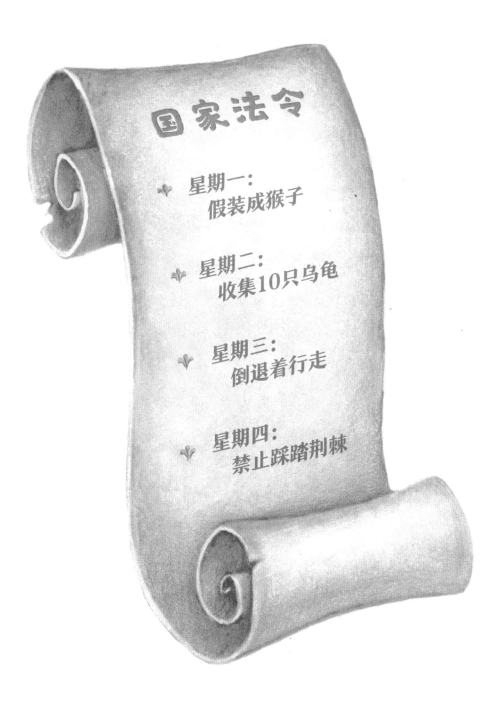

国家法令

❋ 星期一：
　假装成猴子

❋ 星期二：
　收集10只乌龟

❋ 星期三：
　倒退着行走

❋ 星期四：
　禁止踩踏荆棘

"嗯，很多时候我们都会需要别人的帮助。"妈妈温柔地补充道，"所以呢，莎拉，当你有任何的困扰，都可以跟我和爸爸谈一谈。"

我想告诉妈妈我的困惑，但我很紧张。她会不会觉得我很傻？她会不会觉得我很奇怪？

"妈妈，有时候我什么东西都会去数一数……经常数……"妈妈听后将我拥在怀中，我接着说，"无论我怎么努力，都无法克制自己数东西的念头。"

"我也做过类似的事情，"妈妈说，"但不会那么频繁。有时候，我会在睡觉前检查一两次炉子和熨斗，确保它们都关了，即使我知道它们都已经关好了。我这么做是为了大家的安全着想。那么你为什么数数呢？"她问道。

"我预感会发生一些可怕的事情。"我哭着说。我厌倦了这些想法，也厌倦了数数。"我甚至害怕您会死。"

"这种情况是什么时候开始的？"妈妈好奇地问道。

"还记得吉尔的妈妈去世的时候吗？"

妈妈点点头。她认为吉尔是个可爱的女孩。

"就是从那时候开始的。我甚至在课堂上没法集中注意力听讲。当广播响起时，我担心老师会把我叫到办公室然后告诉我发生了什么糟糕的事情。比如我家发生了火灾，或者您遭遇了意外又或者其他什么的。"我又哭了起来。

"不会的，不会的！"妈妈轻声安慰我。然后她又说："记得那只从树枝上掉到雪里的松鼠吗？"

"是啊，幸好地上有雪，像一张保护网一样护住了小松鼠。"我说。

"然后松鼠跑开了，再次爬上了树枝。生活也是这样，不会总是一帆风顺，但是你会没事的。"妈妈向我保证。

"但如果发生了什么坏事怎么办？"我问，"比如说，万一爸爸失业了，或者您遭遇了车祸怎么办？"

"嗯，那不太可能发生，但即便真的发生了，我们也会解决的。我们会没事的。"

"但如果您去世了呢？"

"我可没打算那么快死。但即使我离开了，我也希望你能享受生活。你还有很多事情要做。"

就在这时，爸爸把头探进屋里。他一定是在走廊听到了我和妈妈的谈话。"对，比如说，成为国家领导人。"

我咯咯地笑起来。

"爸爸！您知道的，我才不要当国家领导人！我要做一名兽医！"

有时候我们会玩"长大后要做什么？"的游戏。我最开始想当面包师，后来想当宇航员。现在，我的梦想是成为一名兽医。

"可如果我失去了妈妈，我就什么都不会做。我永远都无法再振作起来。"

"这样的话谁来帮助生病的小动物们呢？"爸爸问我。

妈妈接过话题："你还得在办公室门上挂个牌子：'我今天和未来都不能为你的爱宠看病！因为我从未去兽医学校读书。'"

我又咯咯地笑了起来。

"爸爸和汤米怎么办呢？"妈妈再次问道。

"好啦，好啦，我懂了！"我举起双手说。我们一起放声大笑，我擦干了眼角的泪水。我可不能这样对待可怜的小动物！还有我的家人。确实如此，无论遭遇了什么，都有我应该做的事情。所以无论如何，我都应该坚强起来。

"你所有的梦想、兴趣爱好、生活中重要的人，将会为你构建一张巨大的安全网。"妈妈说。

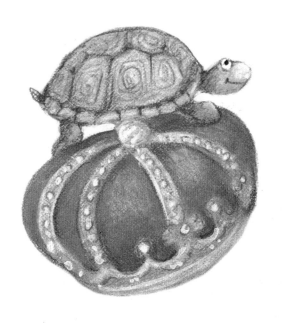

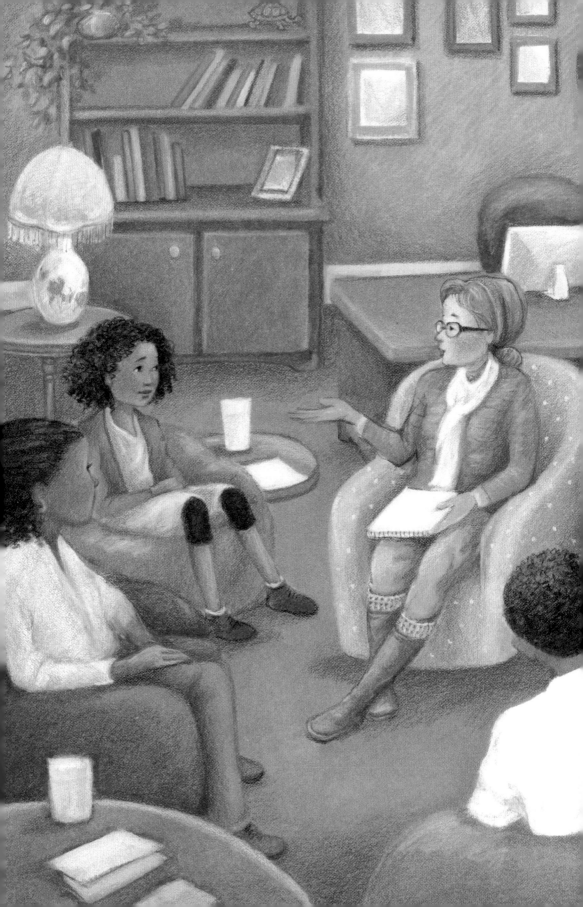

第七章
什么是强迫症？

亲爱的日记：

　　今天我去见了一位心理专家，我们称呼她古德医生。爸爸妈妈说，她能帮助别人解决心理问题，也一样可以帮助到我。

　　我开始觉得她会认为我不停数数的行为很愚蠢或者很怪异。但事实证明，古德医生很健谈、很随和，就像是一个新的朋友。

　　她说数数能让我有种安全感。这种情况被称为强迫症。有些强迫症患者会经常洗手，或者一遍又一遍地检查某些事情，或者有其他的行为。

　　但是她**真的**可以帮助我改掉数数的毛病吗？

爸爸妈妈陪我一起去见了古德医生。她的办公室很酷，里面有很多书，一张办公桌，两把舒适的棕色椅子，地上还放着三个又大又软的懒人沙发。她喜欢收集古董台灯。目前她拥有四个古董台灯，每一盏的大小和样式都不一样。这些台灯非常漂亮，宛如一件件小小的艺术品。我最喜欢那盏由浅绿色玻璃制成的台灯，台灯上装饰着贝壳。灯罩上面画着紫色的鸢尾花。

古德医生听了我们的描述，然后问了一些问题。她理解我的感受。当我把数数的事告诉她时，她说："莎拉，你既不笨也不奇怪，你是个聪明的女孩。你患有强迫性神经官能症，简称强迫症。"

"什么是强迫症呢？"我问古德医生。

"强迫症就是你的大脑出现某种想法而且无法摆脱它，会让你感到焦虑，就好像你身处于危险之中。"

"就像在担忧某件事一样？"

"不太一样，担忧是可以消失的，你所描述的是一种强迫性思维。强迫性思维是一种挥之不去的令人沮丧的想法。"

"就像是，认为可能会发生什么坏事，或者我妈妈可能会去世。"

"非常正确。所以你想出了一个聪明的点子，让自己感觉更好。"

"数数！"

"是的，数数能够让你有安全感，所以你才会数数。当我们一遍又一遍地做某件事时，就比如说数数，这样的行为被称为强迫行为。"她解释道，"数数是一种常见的获得安全感的方式，也有些人会以某种特定的方式整理或清洁物品，或者洗手。另一些人反复确认某件事，或让身体重复某些动作（如轻敲或哼唱），又或是重复某些动作（如开灯和关灯），以获得安全感。还有些人通过囤积大量物品来获取安全感。强迫行为需要花费大量的时间。"

"所以说，并不是只有我有强迫症。"我说。

"是的，我帮助过很多有着类似症状的人。"

我松了一口气。

"事实上，大多数人都会时不时地重复某些行为。但当它干扰到你的生活，让你心烦意乱时，这些行为就不是最优方案了。"古德医生解释说，"我们会一起找到更好的解决方案。"

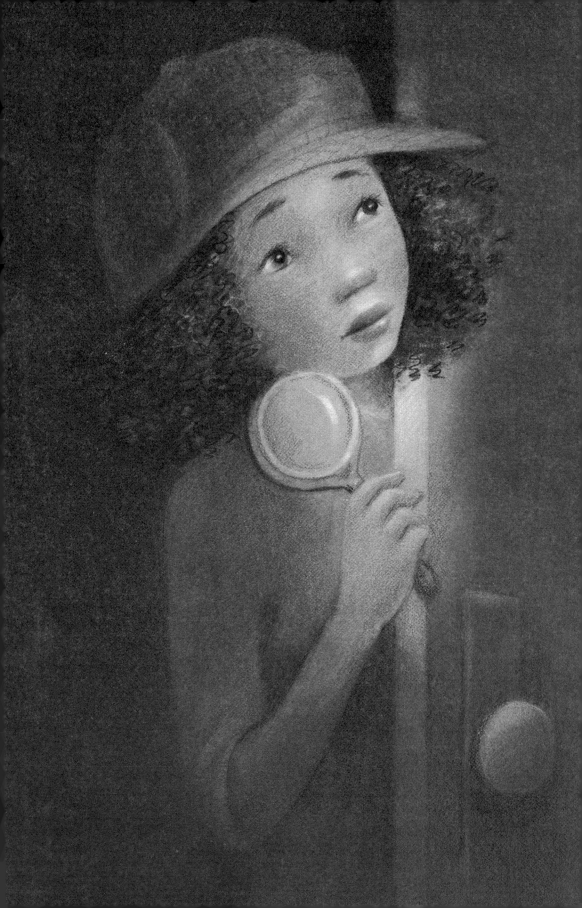

第八章
优秀的侦探

亲爱的日记:

我越来越善于区分我的强迫性思维和我的常规想法。强迫性思维让我惴惴不安,似乎危险无处不在,但事实却并非如此。强迫性思维源于我的恐惧,诸如"如果妈妈死了或者生病了怎么办?"之类的恐惧。我正在学习忽视这些思维,就像放飞气球,让它们自己飘走。

古德医生说想法就是想法。我不能被自己的想法支配。

"虽然数数只能保护我一时，但我不得不反复地数数。"我再次见到古德医生并告诉她我的想法。

"这真是苦了你。"妈妈说道，然后她抱了抱我。我认同妈妈的意思："我已经受够了数数。"

"我能帮你解决这个问题。"古德医生向我保证。

"要怎么解决呢？"

"第一步，你得明白你没有置身于危险之中。让我想想……如果我告诉你我每晚都不睡觉，以防怪物躲在我的衣柜里，你会怎么说呢？"古德医生问我。

"我会让您检查一下衣柜，就像侦探那样。这可能会很可怕，但您会发现衣柜里并没有怪物。"

"很不错的建议！去验证一下我们的想法是否有意义，这是个不错的主意。当我检查了衣柜之后，我发现那里并没有怪物，然后我感觉好多了。"古德医生说。

我点点头。

"所以，你也要做一名优秀的侦探，去验证一下数数是不是能保护你。"古德医生建议道。

"怎么验证？"

"嗯，首先，你可以想想数数有多大的意义。"她说。

"毫无意义，我知道，但万一……"我犹豫了，"万一数数真的有用呢？"

"好吧，一名优秀的侦探还会去验证他的想法是否正确。"

"您是说，在我不数数的时候，看看会发生什么？"

"没错。"

"也许不会发生任何坏事——就像衣柜里没有怪物一样。"

"是的，你会发现一切正常……"

"……不管我数不数数，都没有危险。"我说，"所以我不需要保护。数数似乎有点儿鸡肋，不，完全没用。"

"那么，关于你的强迫观念，你发现了什么？"古德医生问我。

"它们并不是很可信。"我回道。我以前从没有这样想过。

"你真是个出色的侦探！"古德医生夸道。

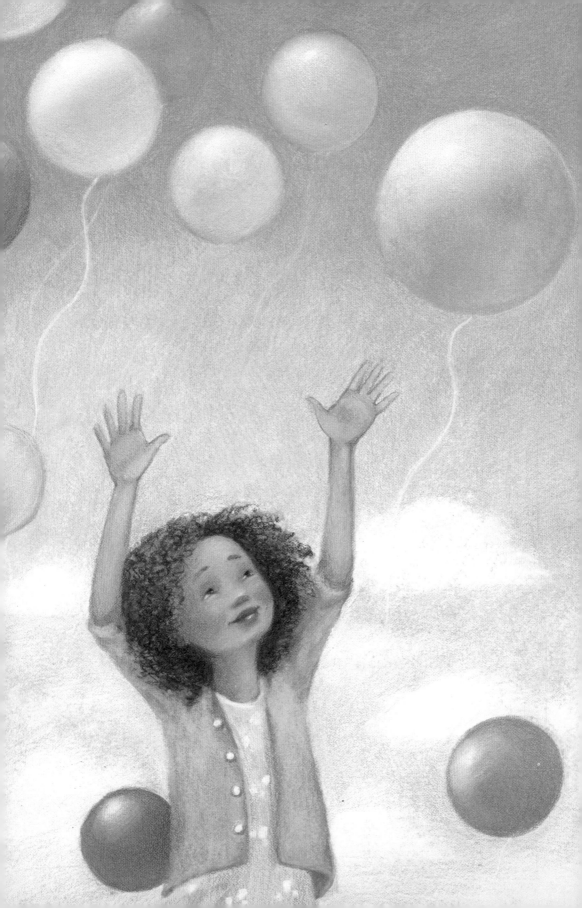

我意识到，我的强迫性思维和普通想法不同。"但为什么我的强迫性思维会骗我呢？"我很好奇。

"这是因为你的恐惧在不知不觉间被放大了。"古德医生解释道。

"所以，我觉得有紧急情况要发生，但事实并不是这样。"我说。

"是的。你认为数数会帮你渡过难关。"

"直到下一个'难关'出现。"

古德医生点点头："当这种情况出现时——你有了相同的令你不安的想法和冲动——你可以提醒自己：'那是我的强迫症'，然后，把它们当作气球一样放走。"

我想象着那些装满了我的强迫性思维和冲动的气球徐徐地升上了天空。

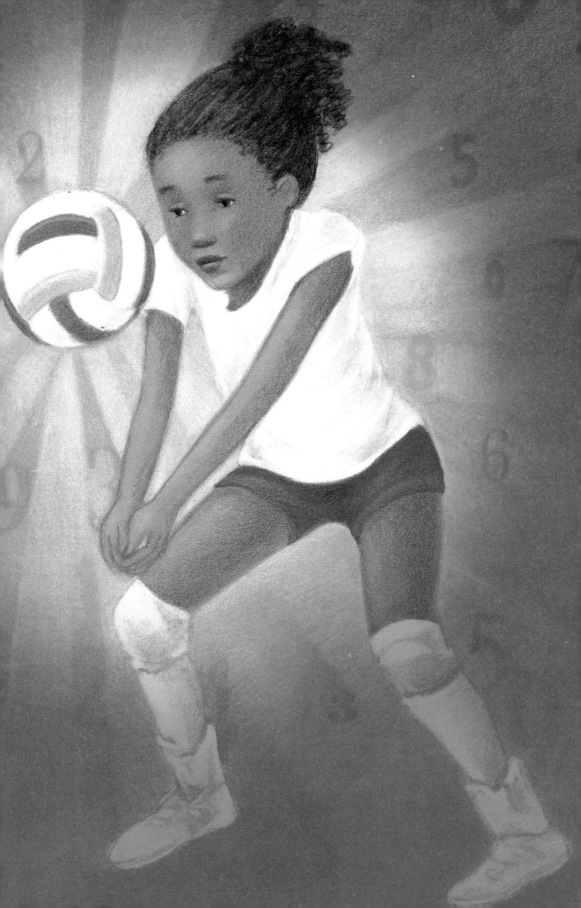

第九章
一场关于强迫症的比赛

亲爱的日记：

今天，我把我的强迫性思维想象成花园里的杂草，而数数则是滋养杂草、令其生长的水。浇不浇水由我决定！我再也不想浇水了。停止数数很难，但也许我能做到。我相信我可以的。

我可能会紧张和烦躁，但不会一直这样。我可以提醒自己："那只是我的强迫症在说话！"或者我可以对自己说："我拒绝参加强迫症比赛！"这将让我更加强大。是不是就像古德医生说的那样，做得越多，就越容易？

"我感觉我正在和强迫症比赛，我快要输了。"我再次见到古德医生说，"我还是反复地数数，因为数数既快速又简单。但是，我数得越多，就越想数数。"

古德医生点点头："强迫症就像一场比赛。就像一场排球比赛，比赛中有两个运动员——强迫性思维和强迫行为。你的强迫性思维和强迫行为共同努力，使排球在空中飞来飞去。首先，你产生一个想法，然后开始数数，再然后你又有了一个想法，再次数数，如此循环反复。如果你想退出比赛，你会怎么做呢？"

"我想，我应该停止数数。"我觉得她说的有道理，"就像如果我不想打排球了，我就不应该再将球击回给我的对手。"

古德医生鼓励我："是的，非常好！"

"但这很难。抵制住我的冲动让我紧张和烦躁。"我向她诉说道。

古德医生点了点头："咱们的想法总是来来去去，有点儿像大海中的海浪。"

我的脑海中出现一股巨浪，高高卷起，随后拍击在沙滩上。

"紧张感不会一直存在。"古德医生向我解释道，"它像海浪一样翻卷而来，如果你给它机会，它又会自行退去。"

也许古德医生是对的。

我应该等到自己的冲动消失，而不是向它屈服。但她知道我的冲动有多强烈吗？"我的冲动就像大灰狼，它威胁我向它屈服，否则就要把我的房子夷为平地。"

古德医生点点头以示了解。"我明白。这需要很多的勇气，但你一定可以做到。做得越多，就越容易。如果有人陪着你，有时候也会有帮助。"她补充道。

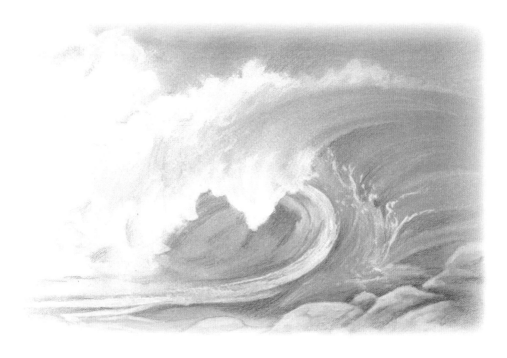

我想到了妈妈和爸爸。我相信，只要我需要他们，他们一定会陪着我的。

"同时，我们还可以讨论一下，如何把你的房子建造得又漂亮又坚固。睡个好觉很重要。同样，食用健康的食物也很重要，多吃水果和蔬菜，而不是过多的糖果。"

"上周我和妈妈一起了上瑜伽课，我们做了深呼吸并伸展身体，整整锻炼了一个小时。我发现，在那之后我们都感觉很棒。那天我也没有太强迫自己，也没有多次数数。"

"好主意！"

"那我们就多多练习瑜伽，就从明天开始！"我说。

古德医生解释说，有时候服用药物对治疗强迫症也有帮助。

"我注意到，当我玩耍或对某事感兴趣时，我不会反复数数。"我告诉她，"这样能把强迫症赶走一阵子。"

"不错的发现！我们无法控制自己的想法，但我们可以转移注意力。就像调低电视机的音量。你拿着遥控器，可以把你的强迫性思维的音量调低直到它消失。"古德医生解释说，"当诸如'妈妈生病了怎么办？'或者'爸爸受伤了怎么办？'这样的想法在你的脑海中恣意生长时，试着将你的注意力转移到有趣的事情上，从而将你的强迫性思维的音量调低。"

"就像是……'如果我今年在学校交到了新朋友会怎么样？'或者'如果我学会缝纫，我能做什么？我敢打赌，我会做一套很酷的衣服。'我更喜欢后一个想法。"

"你已经懂了！只需要多加练习，你就能掌握它。"古德医生又说，"想象一下，你和妈妈准备一起去商店。你走到车前，发现大灰狼坐在驾驶座上。你会让它开车吗？"

"没门！"我说，"我会尽快逃跑。"

"当你向你的冲动屈服时，就好像你让它开车，受它控制一样。"

"但这是我的生活。我才是司机！"我坚定地说。只要想到自己被控制，我就觉得很生气。

我开始明白，抵抗住自己的冲动才是最好的方法。如果我能忍着不屈服，它就会消失，我就可以摆脱这个名为强迫症的比赛。

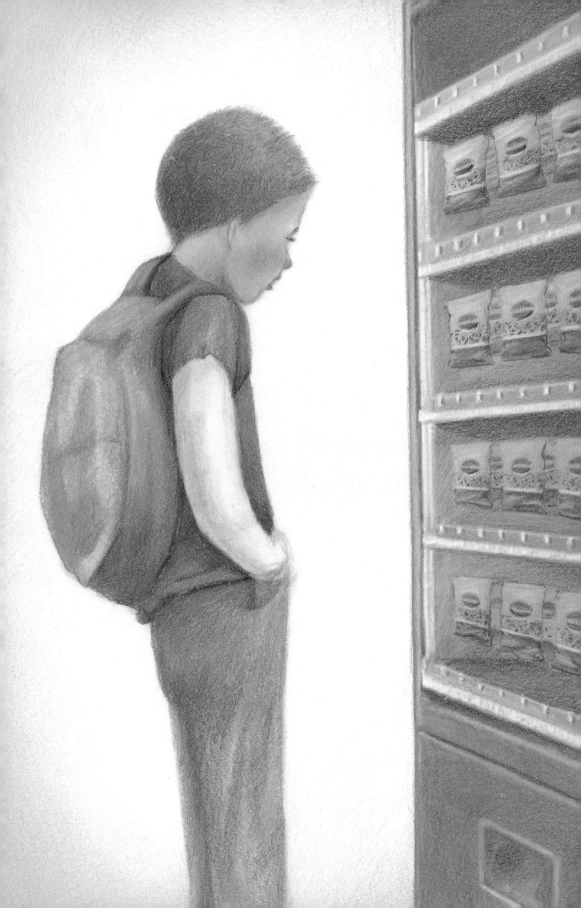

第十章
是椒盐卷饼还是薯片？

亲爱的日记：

　　强迫症曾经是那么令人困惑、扑朔迷离。此前我以为自己不能影响它，只能疲于应对。但是现在，我知道我可以。这让我想起了《绿野仙踪》，当多萝茜发现帷幕后躲着一个男人时，巫师似乎也没有那么强大。古德医生正在帮助我拉开强迫症的帷幕。毕竟还有希望。日记先生，敬请期待……

"从前有一个男孩，日夜不停地吃椒盐卷饼。椒盐卷饼、椒盐卷饼、椒盐卷饼！"妈妈坐在我的床边，听着我的睡前故事。"他走到椒盐卷饼自动售卖机前，投币，按下按钮，得到椒盐卷饼。这对他而言，既简单又可以预测，而且椒盐卷饼也很好吃。有一天，男孩厌倦了椒盐卷饼，他想吃点儿别的。这台机器旁边有一台薯片自动售卖机，但男孩不敢使用。'如果这台机器坏了怎么办？如果太贵怎么办？如果薯片不新鲜怎么办？'他有着许多顾虑。所以，尽管他再也不想吃椒盐卷饼，但他仍然停留在舒适圈里，继续买椒盐卷饼吃。男孩总是走到椒盐卷饼自动售卖机旁，祈祷奇迹发生：薯片快出来。然后，有一天他再次投币，按下按钮，您猜，发生了什么事？"

"薯片出来了？"妈妈满怀希望地问道。

"没有，他得到更多的椒盐卷饼！"我们开怀大笑。

"太让人失望了！"妈妈大声抱怨道。

"后来，有一天他注意到其他人对薯片很满意。薯片看起来很新鲜，机器也运行正常。男孩还查看了薯片的价格，比椒盐卷饼便宜！于是，尽管他忐忑不安，但他仍然鼓起了所有勇气走到了薯片自动售卖机前。他将钱放入机器内，按下按钮，然后薯片从机器中掉落出来。'太棒了！'他想。"

"他终于做了点儿不一样的尝试！"妈妈说。

"他也终于得到了他想要的。"我补充道。

"我认为，如果你真的想要薯片，你就应该停止使用椒盐卷饼自动售卖机。"

我同意妈妈的观点，我说："古德医生说，如果我真的想让自己的冲动消失，那么我应该停止向它屈服。我们发现，停止计数可能是安全的。"

妈妈问道："你准备好了吗？"

"我不确定。"我耸耸肩，"抵抗冲动很难，但如果我等得够久，我会没事的。"

"有点儿像跳进冷水池。"妈妈打了个比方，"如果你等待的时间足够长，你就会习惯，水就不冷了。"

"是啊。您说得太对了，所以，我这就去买薯片！"我开了个玩笑。我去洗手间刷牙……摸了4次牙刷……，照了一次镜子、两次，又照了两次，总共4次……，我开关衣柜门……再次关上，再次打开。我用6步穿过了房间，跳上床来。

妈妈为我盖上了毯子，亲了亲我并和我说晚安。

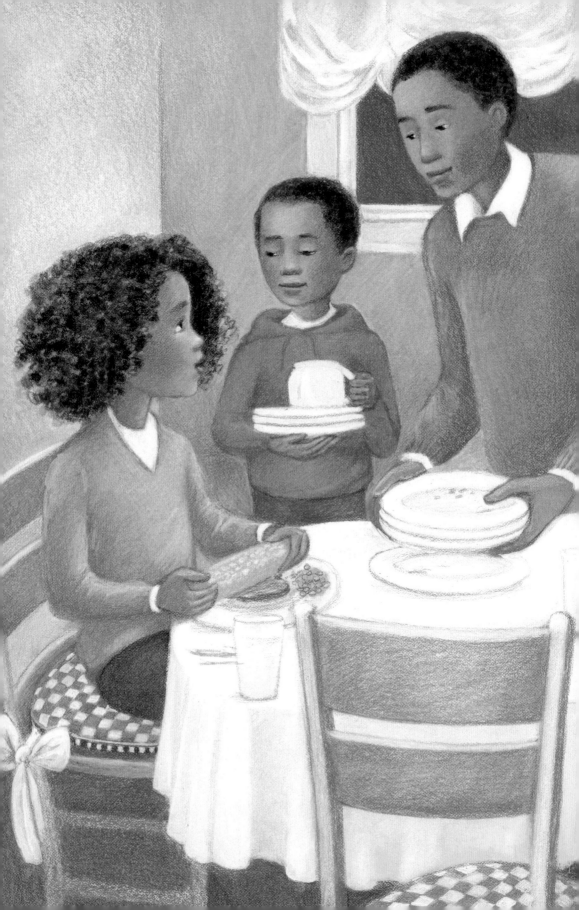

第十一章
被嫌弃的甜食

亲爱的日记：

虽然数数能让我获得安全感，但我觉得我不再那么需要它了。我已经做好准备改掉这个毛病！我知道刚开始我会紧张，但我能做到。我可以克服内心的恐惧。就从星期一开始吧！——嗯，就是明天！整整一周，我都没去动过我的衣柜门！古德医生告诉我要慢慢来，等我准备好了以后再加入更多的东西。我迫不及待想要与强迫症一争高下！

附言：**我真的受够了！！！**

再附言：瑜伽太棒了！它让我感觉好极了。跟妈妈一起上课太有意思了。

"……1、2、3、4。"我直起身子，数着梳妆台上的所有东西。接着我又数了一遍。

"姐姐！下来吃晚餐啦！"汤米的声音从厨房传来。

"马上就来！"我回答道。可是我得先数完才行。

当我下楼时，大家已经吃过晚饭了。汤米和爸爸正在收拾桌子。妈妈出门去商店了。我知道大家没有等我吃饭。

我给自己盛了一碗饭，在桌边坐了下来。

"对不起，我迟到了。"

"我们没有等你！"爸爸说。

"你们想听听我刚想出来的故事吗？"我一直在思考关于强迫症的事儿。

"好啊。"

"从前，学校里来了一名叫布罗菲的新老师。在她到学校的第一天，学校的老师们准备了满满一大盒的燕麦饼干来欢迎她。'谢谢大家！'布罗菲老师说。她邀请其他老师到她的教室一起享用饼干。她喜欢燕麦饼干，同时也很高兴能结识新朋友。老师们见她如此喜欢饼干，第二天又给她带了两盘巧克力曲奇，第三天则是三盘香蕉面包。布罗菲老师很感激大家送来这些礼物，但自己却很难消受，所以她整天都在不停地吃啊吃，直到最后终于把甜点都吃光了。接着，老师们又给她送来了四盘布朗尼蛋糕。在那之后，他们又送给她五盘蓝莓松饼。'天哪，这也太多了！'布罗菲老师想。但她还是在不停地吃啊吃，因为她不想伤害同事们的感情。到了星期六，她肚子疼了起来。在远离了甜食的周末里，她过得很开心。'但愿他们不要再给我甜食了。'她如此希望。星期一，她没有再看到老师们送来的甜品，她感到如释重负。就在此时，敲门声又响了起来……"

"他们又带了更多的甜品？"爸爸问我。

"您猜对了。一大卡车的甜甜圈。"

"哇！中大奖了！"汤米说。

"可她已经不想吃甜食了！"我解释道，"适可而止吧！"

"天哪，甜食已经被嫌弃了。"爸爸说，"那么她是怎么做的？"

"她向大家道谢，但拒绝了他们送来的甜甜圈。'开始我是很喜欢吃甜食，但后来甜食使我胃疼，所以现在我准备吃更健康的食物。'她对其他老师们说。"

"唉，真是可惜了！我想吃甜甜圈。"汤米说。

"强迫症也是一样。刚开始的时候数数能让我感觉轻松，但后来就不是那么回事了。我数的次数越多，数数的冲动就越强烈！结果我就停不下来了！这让我觉得很糟糕。"

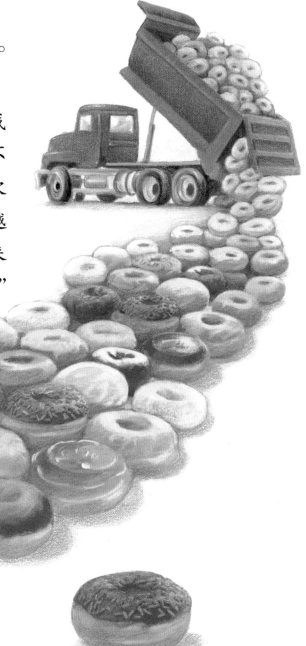

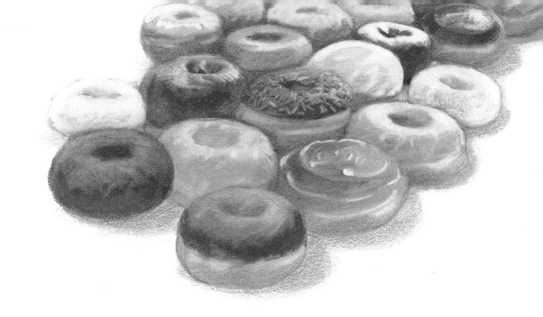

"它也被嫌弃了。"爸爸赞同道。

我们讨论了这场关于强迫症的比赛，讨论了强迫性思维和强迫行为是如何相互依存的。

所以如果我想要停止这场比赛，那么我就必须抑制住数数的冲动，直至它完全消失。

"我相信你能够做到。"爸爸说，"你不用计数就能够战胜内心的恐惧。"

"爸爸，我也觉得我能做到。"将内心的烦恼大声说出来让我觉得神清气爽。

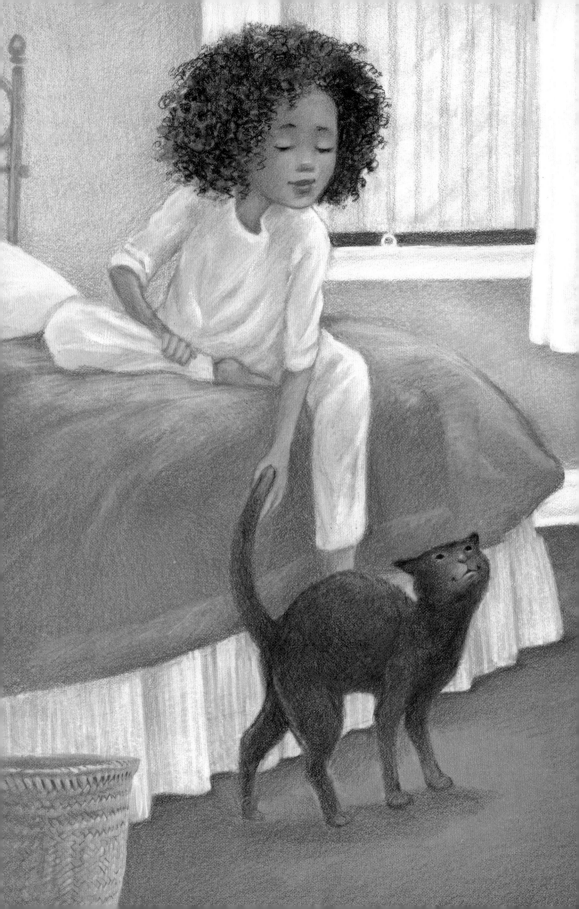

第十二章
走向胜利

亲爱的日记：

天哪！我成功了！

我真的成功了！！！

我克制住了开关衣柜门的冲动！你敢信吗？这说明我比内心的冲动更厉害！我真勇敢。现在我需要做的就是继续坚持！祝我好运吧！

附言：我这辈子最喜欢的事儿就是，在我苦苦等待内心的冲动和强制性思维消失的过程中，突然发现它们已经悄然离去了！我感觉自己就像进入了一个全新的世界，这种感觉太美妙了！

今天一早，当我正准备去上学的时候，脑子里突然蹦出了一个念头："万一妈妈没有了怎么办？"这是我最接受不了的。感觉就像真的会发生，似乎妈妈危在旦夕。我想让自己好受点儿，所以我自然而然地萌生了开关衣柜门的冲动。我压制住了内心冲动，并对它说："停，我今天不想玩强迫症的游戏！"紧张的感觉向我袭来，就像我每次数数之前那种感觉一样。

就在这个时候，吉儿溜进了我的房间。我说："小猫咪，早上好呀！"它用脑袋亲昵地蹭了蹭我的腿，然后跳上我的床准备睡觉。

我心中的不安像大海中的巨浪一样不停翻滚。虽然我已经为即将要发生的事做好了准备，但我不知道抵抗并忽略我的冲动有多难。我把散落在地板上的脏衣服捡起来，又将干净的衣服整理好，在我忘记拿午饭钱之前将它们放进口袋。内心的冲动还在，它不停地干扰着我，像一个恼人的小恶魔在我耳边不停说着："数数吧……不然你会后悔的。"这让我感到心烦意乱。我的体温开始升高，紧张地出汗。我坐在床上，等着这种感觉慢慢消失。

"我能克服强迫症吗？"我开始怀疑我自己，"可如果因为我没有去开关衣柜门而使妈妈遭遇不测那该怎么办？"我不知道自己还能坚持多久。

我心想："要不我快速地开关门两次。"

"不行，我要坚持下去！我不能被强迫症击败！"我提醒我自己，"妈妈没有危险。"我叫来了妈妈，她在我身边陪我坐了一会儿。"妈妈可以照顾好自己。"我心想。

我刷了牙，坐在床边轻抚着吉儿。我对吉儿说："我可以战胜它！"我又等了一会儿。

然后，神奇的事情发生了。我不再觉得紧张。数数的冲动也在慢慢减弱！同时我也意识到自己没有再去考虑衣柜门或者妈妈的事情。我想的居然是我正在学习缝制的那条裙子。就像古德医生说的那样，内心的"巨浪"终会归于平静！

"都过去了。"我告诉自己。

"莎拉，校车到了。"妈妈在走廊里大声说道。

"一切都会好起来的。"我明白。我抓起书包，亲了亲吉儿。

"你做到了！"妈妈对我说。是啊，我第一次战胜了冲动！灿烂的笑容在我脸上绽放，我满心欢喜地跑出去搭乘校车。

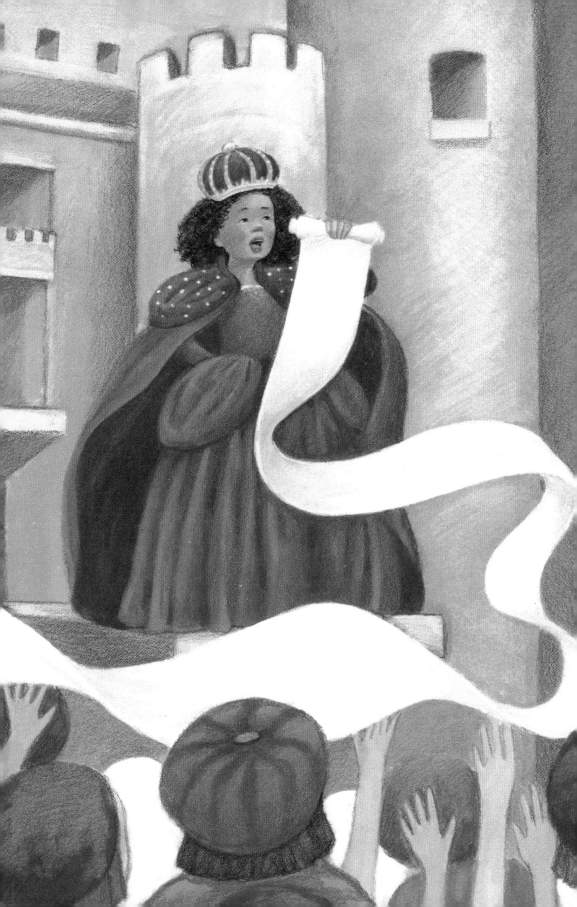

第十三章
我的地盘听我的

亲爱的日记：

我一周都没有开关衣柜门（好吧，我承认，周四的时候我开关了几次，但这仍然很好），我一次都没有错过校车！！！抑制自己的冲动越来越容易了。下个星期，我会努力让自己不去想走到家门口需要多少步。哪怕我走了7步、9步(奇数)，都无所谓。我知道自己之前担心的坏事并不会发生。我感觉很轻松。

我的强迫性思维并没有完全消失，只是没那么顽固了。对于赶走这些念头或者调低它们的音量，我越来越得心应手。一切就像古德医生常说的："想法就是想法。"

上周，我和凯琳又去了野生世界。我们在巨蟒过山车排队的时候，我又开始担心我妈妈了，就像上次一样。我开始数数，但我想起古德医生的话——那些想法只是我的强迫症在大放厥词。所以我回击了强迫症！我说："我不玩强迫症游戏！"我坚守了自己的立场。我没有数数。我想象着妈妈正在开心地看书。这让我感觉好多了。我甚至不需要像上次那样回去找妈妈！

　　我正在学习驾驭我的恐惧。强迫症，快走开，我的地盘听我的！

"妈妈，您还记得我之前给您讲过的关于国王的故事吗？"

"当然记得，就是制定了很多规定来保护王国的那个，比如，周三要倒退着行走，周一得假装成猴子……还有什么来着？"

"周二抓 10 只乌龟，周四禁止踩踏荆棘，周五要捉 5 只萤火虫。"我提醒她，"嗯，我设计了另一种结局，如果所有人都不再遵循那些愚蠢的规定，国王就会知道这些规定真的没用。"

"好主意！"妈妈夸奖我。

"所以当周二到来的时候，人们没有去抓乌龟。国王怒喝道：'我需要乌龟！'但他的臣民仍然无动于衷，没有半点儿让步的意思。"

"结果发生什么坏事了吗？"妈妈问。

"并没有，一切都安然无恙，接着第二天，人们也不再倒退着行走，同样没有坏事发生。一直到星期五，人们没有去寻找萤火虫，还是一切如常。国王这才开始意识到：'哦，或许我并非时时刻刻都身处险境。'"

"那可太好了。那么他接下来做了什么？"妈妈问。

"他意识到那些愚蠢的规定是毫无作用的，所以他废除了那些规定。他颁布了一份新的公告：'从现在起，所有人在星期三都可以朝前走。大家不需要在星期一假装成猴子，也不需要再捕捉乌龟和萤火虫！'人们欢呼起来。

"'我们在星期四可以踩踏荆棘吗？'有人问道。

"'如果你真的真的想这么做，那就去踩吧！'国王说。所有人都笑了起来。

"国王终于意识到他可以控制自己的恐惧，他不再整日提心吊胆，担心自己的王国会分崩离析。"

"听起来像是我认识的一个人。"妈妈挖苦我。

"您真会说话，我亲爱的妈妈！不管怎样，国王感谢了所有人，因为他终于可以随心所欲地做其他事情了，打打马球或者帮助别人。"

"做国王该做的所有事。这结局太棒了！"妈妈说。

我也这么觉得。

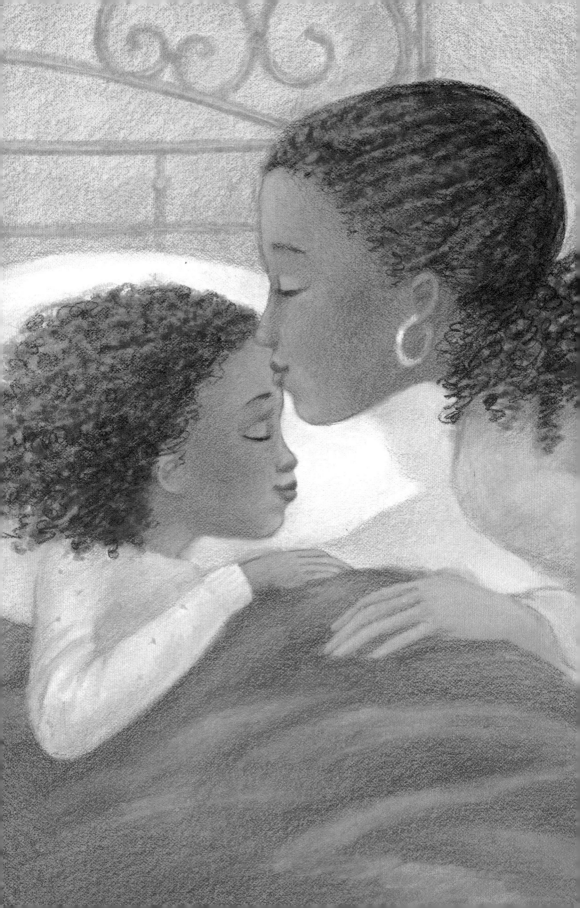

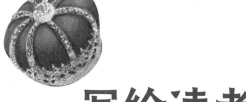

写给读者的话

(美) 迈克尔·A.汤普金斯

在本书中，莎拉总是认为自己的妈妈会遭遇不幸。这些想法吓坏了莎拉，于是她通过数数来阻止妈妈发生不测。一开始，数数会让她感觉轻松，但随着时间的推移，数数反而成了一个大麻烦。如果你像莎拉一样患有强迫症，那么告诉你一个好消息，你可以在本书中找到战胜强迫症的方法。许多患有强迫症的孩子已经战胜了强迫症，你也可以！

强迫症（OCD）到底是什么意思？

强迫症（OCD）是一组症状为强迫性思维及强迫行为的集合。强迫性思维是指那些令你烦恼的、害怕的想法、观念或疑虑。强迫行为则是你为了减少恐惧和不适而去做的事情。有一种解释是，这种症状是由四个属性组成的，而这四个属性会让你的生活变得艰难。

失衡的。第一个属性是你的想法和你的行为有点儿失衡、有点儿过头了。上完厕所后快速洗手是合理的。上完厕所后反复洗手，又因为认为身上还有细菌，再花很长时间洗澡，这岂不是匪夷所思、令人费解？事实上，这样的想法和行为毫无意义，但你又觉得自己必须这么做，这既可怕又令人沮丧。

混乱的。第二个属性意味着你的强迫行为和强迫性思维使你很难按照自己的意愿去做想做的事情。你可能在做作业时很难集中注意力，因为你满脑子都是那些可怕的执念。即使你喜欢上学，也有可能讨厌早上去学校，因为你为了正确地开始新的一天，必须要先完成所有的强迫行为。你有可能会在洗涤、检查或数数上花费大量的时间，而你真正想要做的事情却迟迟无法开展。你和你的家人都会为此感到懊恼。

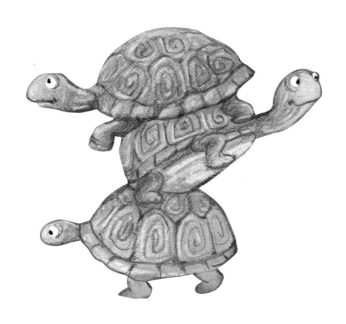

痛苦的。如果你觉得痛苦，说明你的强迫性思维和强迫行为真的在困扰着你。强迫性思维并非是单纯的担心或者忧虑。事实上，强迫性思维根本不是忧虑。忧虑是有一定逻辑的。如果你的数学考试成绩不理想，你可能会担心父母有点儿失望。但是，如果说因为你在数学考试中没有取得高分，你的父母就会生病或者去世……这绝对是个荒谬的想法。所以，强迫性思维是非常令人沮丧的想法，当你回头审视这些想法时，它们并不合乎逻辑。然而，有些孩子的强迫性思维并不会吓到他们，而仅仅是让他们感到"不舒服"或者"不太对劲"。这些孩子仍会做出强迫行为来缓解他们的不适，但如果你问他们是否感到恐惧，他们可能会说："不，我只是感觉不舒服。"强迫行为也会让人觉得烦恼。如果你的强迫性思维令你感到恐惧、沮丧，甚至是非常不舒服，即使你的强迫行为没有任何道理，你也很难抵抗它们。虽然，强迫性思维并不需要同时具备混乱和痛苦这两个属性——哪怕只有其中一个属性就足以被称为病症——但是，大多数需要治疗强迫症的孩子常常会遇到这两种麻烦。

持续的。这个属性意味着其他三个属性（失衡的、混乱的和痛苦的）折磨你的时间已经超过了几天或者几周。通常情况下，只有你在遭受了 6 个月以上的痛苦时，你才会发现最后这个属性。

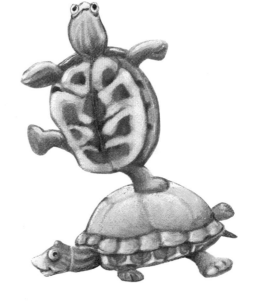

以上就是强迫症（OCD）的全部含义。你很难独自战胜强迫症，正因如此，你才需要家人和专业心理医生的帮助。心理治疗可以帮助你把强迫症从生活中赶走，即使不能完全摆脱，你的生活也能够回归正常，你可以去做自己认为重要的事情。

你并非孤立无援

无论你的想法有多么可怕，多么糟糕，或者让你感觉多么不舒服或内疚，其他患有强迫症的孩子也和你一样，有着糟糕的想法。事实上，即使没有强迫症的孩子有时也会有奇怪和可怕的想法。

强迫症最难攻克的困难之一是，你感觉自己孤立无援。你会觉得只有自己才会有可怕的想法，会做出荒唐的事情。但事实上你并不是！有1%的孩子都患有强迫症。1%听起来是个很小的比例，其实不然。你的学校总共有多少名学生？如果是小学，这个答案可能是300~400名；中学可能有600~700名；大部分高中的学生数量在700~800之间。这就意味着如果你还在上小学，除你之外，学校里还有三四个孩子患有强迫症。如果你是中学生，可能有六七名同学患有强迫症，高中则有七八名同学患有强迫症。再把这个比例扩大到你所在城市的所有学校。如果再把这个范围扩大至全省乃至全国所有的学校呢？这么多学校肯定有很多孩子患有强迫症。那么你可能会有疑问："如果学校里有那么多同样患有强迫症的同学，为什么我不认识他们呢？"好吧，你不认识他们是因为他们害怕或者羞于告诉别人他们患有强迫症。你不能因为不认识他们而否定他们的存在。

将强迫症抛在脑后

强迫症会欺骗你产生某种想法并发生特定行为，从而使你的生活变得艰难。只要你还保留着这样的想法和行为，强迫症就会主导你的生活。然而，你可以尝试一些简单的事情来改变强迫症。这些事情可能不会帮助你完全战胜强迫症，但一定是一个不错的开局。

不要试图去控制你的想法。很多孩子（以及成年人）认为自己能够左右自身的想法。他们相信自己脑海中出现的想法是自己希望产生的想法，更重要的是，他们认为自己脑中不会出现自己不愿意去考虑的事情。然而事实却大相径庭。

让我们做个实验。闭上眼睛，想象一群身上长满了波尔卡圆点的斑马，让它们在你的脑海中停留一会儿。然后，试着不去想斑马，让它们从你脑海中消失。不要考虑其他事情来代替这一过程。那样只是控制自己的注意力，而不是控制想法。放空你的大脑，尽量不去想带圆点的斑马。努力尝试这一切，努力让带圆点的斑马从你的脑海中消失。

你有什么发现？没错，这些斑马并没有消失。这说明我们的确不能控制自己的想法，如果你害怕那些带圆点的斑马，那么让它们从你的脑海中消失会变得更加困难。事实上，主观回避思考某些事只会让我们思考得更多，因为在某种程度上，这样的行为就像我们在核实自己是否在考虑某件事。猜一下结果会怎么样？毫无例外，只要我们去确认某一想法是否在自己的脑海中，那些想法必然就会出现。

那么我们该如何应对呢？下次我们与朋友或家人外出的时候，一旦你的脑海中出现了强迫性思维，就试着用滑稽的曲调唱出这个想法。打个比方，你怕自己触摸了某些物体后会生病，你可以把这个想法编成歌词，再唱给自己听，或许你可以选择自己最喜欢的某首歌的调子。例如，用《玛丽有只小羊羔》的曲调，唱一唱这些歌词："今天我可能会生病，会生病，会生病。今天我可能会生病，这就是我担心的。"你发现了什么？对，在唱这样一首滑稽的歌曲时，我们很难不笑。这正是正解所在。我们不可能害怕一个能把我们逗笑的东西。你也可以试试其他的方法。你可以用你最喜欢的卡通人物的声音去说出自己的强迫性想法。比如，兔八哥、艾默小猎人、达菲鸭都是非常搞笑的角色，但你可能也有自己喜爱的人物。使用尖细的声音或非常低沉的声音——就像星球大战中黑武士达斯·维达那样——说出那些想法。如果你笑了，你就赢了。

与你的强迫行为而非强迫性思维谈判。有时候，我们很难区分强迫性思维和强迫行为。前者是你脑海中的想法，后

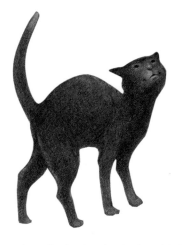

者可能是你做的某些事，也可能是你思考的某些事。例如，有些孩子会自我安慰，他们会想："这不可能发生。绝对不可能！"这样的想法会在短时间内感觉轻松，但效果不会持久。虽然这些可怕的假设非常、非常、非常不可能成为现实，但强迫症总是会对你说："你说得很对，但是你能百分之百确定不会发生？"然后你又开始焦虑了。在与强迫症的抗争中你永远无法获胜，因为你永远没有百分之百肯定的答案。你只能是基本确定或者是几乎可以确定，但永远做不到百分之百的确定，类似于"绝对不会发生"这样的确定。有些孩子试图与自己的强迫性思维谈判。他们会想："好吧，如果我洗手六次，并保证洗得彻底，那样就够了。对吗？"然后强迫症会说："是的，但你真的能确定这就够了吗？"你无法与你的强迫性思维谈判或者是讨价还价。赢家总会是强迫性思维。

但是，你可以与强迫行为谈判。你可以控制洗涤的时间、检查的次数、重复某一行为的次数。你还可以推迟去做强迫行为，直到这种冲动减弱并且消失。那么你就胜利了！

让我们尝试一个挑战。当下次强迫症告诉你要洗手或者检查门是否关好时，问问你自己："我能把强迫行为推迟多久？"你能推迟5分钟、10分钟或者30分钟吗？设定一个你有信心完成的目标。试着保持至少90%的自信。例如，如果说推迟一整天再去洗手很难实现的话，那么推迟30分钟怎么样？10分钟呢？

推迟的时间越长，你就越没有信心战胜强迫症。反过来，推迟的时间越短，你的信心就越强。所以，当你有90%的信心可以推迟10分钟再去洗涤的话，那就先等10分钟。10分钟结束后，再试试看能不能再次延长。或许你可以再推迟10分钟，也可能只能推迟5分钟。但是10分钟再加5分钟，总的延长时间就是15分钟，这可能足以战胜强迫症了。

与强迫行为谈判是一个行之有效的方案。另一方面，与强迫性思维谈判却只会让你的强迫症愈发严重。

改变并打破强迫症的规则。强迫症的本质就是各种各样的规则。比如，洗涤6次，开关水龙头12次，按照特定的路线行走，以特定方式思考。但是，你可以一点一点地将自己从这种强迫症规则中解放出来。当你来回弯折回形针时，它会怎么样？来回弯曲一段时间以后，回形针断了。打破强迫症规则的第一步就是改变规则。

当强迫症要求你以特定的方式洗手的时候——例如从小拇指开始一根根地清洗手指——稍微做一点儿小改变。先从大拇指开始洗。这可能会让你有点儿不舒服，但你应该继续这样改变强迫

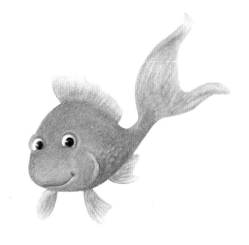

症规则，直到改变规则变得容易。接下来，我们以另一种方式改变规则。或许你可以先洗大拇指，再洗小指，然后再清洗大拇指。无论你怎么改变强迫症规则，只要改变让你感觉不适，那它就是有效的。改变规则，直到你能打破规则，不再遵守规则。如果强迫症让你走路时先迈右脚，那就尝试先迈左脚。如果强迫症要求你读出每一页上的所有字词，那就试试一句话省略掉一个字或者一段话省略一个词。记住，只要改变让你感觉到些许不适，它就是有效的。你马上就能胜利了！

走出舒适圈。在治疗强迫症时，也许你能做的最重要的事情就是每天向舒适圈外走出一小步，而不是停留在舒适圈内。走出舒适圈意味着你不再寻找快速摆脱不适的方法。相反，你选择了一些会增加自己不适感的方法，例如，用手指蹭一下满是灰尘的窗台，或者在报纸上浏览一篇过去你从不关心的某一主题的文章。将不适当作一种机遇，而不是一种负担，这将帮助你在与强迫症每天的斗争中逐渐走向胜利。

勇于求援。正如你从前文中了解到的，强迫症掌控你的方式之一就是让你相信你的强迫性思维和强迫行为是一个极其可怕的、不能与任何人分享的大秘密。阅读本书是你扭转困境并将从强迫症带来的尴尬与挫折中得到解放的第一步。然而，如果你阅读了本书并做出了一些尝试之后仍然被强迫症困扰，那就和父母或是其他可以信赖的长辈谈谈，以寻求更多的帮助。他们会带你去寻求专业心理医生的帮助，心理医生知道更多的方法帮助你摆脱强迫症。

记住，不是只有你患有强迫症。无论你在想什么或者做什么，也有其他孩子以前也这么想过或者这么做过。此外，在他人正确的帮助下，你不仅可以摆脱强迫症，还能让它走得远远的。届时，你就能真正地掌控自己的生活。祝你好运！

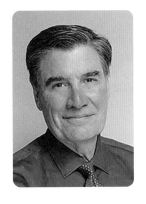

（美）迈克尔·Ａ.汤普金斯（Micheal A. Tompkins），博士，心理学家，专门研究成人、青少年和儿童焦虑症的认知行为治疗，他与心理学博士凯瑟琳·Ａ.马丁内斯合著了《焦虑恐慌，怎么办？》（获得行为与认知治疗协会授予的优秀自助图书奖）。

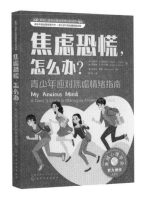

《焦虑恐慌，怎么办？》

·克服紧张和恐惧心理
·缓解社交和学业焦虑

关于著者

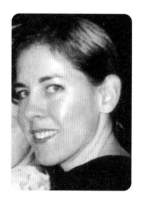

　　埃伦·弗拉纳根·伯恩斯（Ellen Flanagan Burns）是一名学校心理学家。她致力于帮助孩子们克服焦虑，她认为儿童读物可以成为一种强大的治疗工具，并支持对患有焦虑相关问题的儿童进行基于认知的心理干预。

关于绘者

　　苏·科内利森（Sue Cornelison）自小就展露出绘画天赋。现在，成年的苏在她位于艾奥瓦州农村的"树梢"艺术工作室里进行艺术创作。能够从事自己喜欢的职业，苏觉得很幸福。她擅长包括数字绘画和油画在内的各种绘画技法，为多本儿童读物绘制插图。《停不下来，怎么办？》是她以电脑绘图打底，再用彩铅和专用水彩纸绘制而成的。

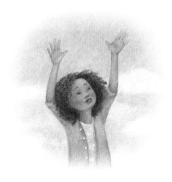